AF586990

DES
SYSTÈMES
EN MÉDECINE,

PAR PIERRE-JEAN-CHARLES FORESTIER, de Paris,

DOCTEUR EN MÉDECINE DE LA FACULTÉ DE PARIS.

Fructiferis ut apes in saltibus omnia libant,
Omnia nos itidem depascimur aurea dicta.

A PARIS,
DE L'IMPRIMERIE DE DIDOT LE JEUNE,
Imprimeur de la Faculté de Médecine de Paris, rue des Maçons-Sorbonne, n.° 13
1826.

9.

A MON PÈRE,

PIERRE-GASPARD FORESTIER,

Docteur en médecine de la Faculté de Paris ; Membre honoraire de l'Académie royale de médecine, section de chirurgie, etc.

Amour filial, respect, reconnaissance éternelle.

A MA MÈRE,

MA MEILLEURE AMIE

Amitié sincère, dévouement sans bornes.

P. J. C. FORESTIER.

INTRODUCTION.

Qui dit *système* (1) dit *ensemble*. Systématiser une science, c'est remonter des faits particuliers qui la composent à une idée générale qui les domine tous, et dont ils sont les conséquences.

Un bon système est le plus grand effort de l'esprit humain ; il suppose la connaissance exacte et complète des faits, la comparaison judicieuse de tous ces faits pour démêler leurs rapports, une justesse rigoureuse dans les inductions qui tendent à généraliser ces rapports, enfin cette haute vue du génie qui plane sur toutes les parties de la science, et qui sait les ramener à l'unité. Il ne faut généraliser que lorsqu'une grande masse de faits particuliers est connue ; la science ne résulte que des idées généralisées : mais généraliser trop tôt, c'est en retarder les progrès. Il ne serait pas moins funeste de ne jamais s'élever à la généralisation, de ne faire que spécialiser.

Rien n'est plus rare qu'un système exempt d'erreurs ou de lacunes. L'histoire des sciences est pleine des aberra-

(1) Συστημα, ατος, *assemblage*, *réunion*, *composition*, *système*.

tions causées par l'esprit de système ; un seul fait mal observé a souvent faussé toute une théorie. Plus, d'ailleurs, l'objet est vaste, plus les chances d'erreur se multiplient.

Montrer combien les bons systèmes sont rares, c'est montrer en même temps combien l'esprit de système porté trop loin peut avoir de dangers, surtout dans les sciences pratiques, où les erreurs ne sont pas de simples déviations de la raison, mais deviennent des fautes d'application. L'homme qui veut tout ramener à une idée dominante, à un principe unique, ne songe pas assez à la faiblesse de l'esprit humain ; il oublie que la vérité première est le secret de la nature, que l'homme ne peut espérer de découvrir que des vérités de second ordre, et que dès-lors cette unité qu'il cherche est destinée à lui échapper toujours.

Proscrirons-nous donc sans distinction l'esprit de système ? Cette exclusion absolue serait elle - même un système. Frappés de l'abus, nous n'interdirons pas l'usage. L'esprit de système renfermé dans ses justes limites élève notre intelligence, étend notre horizon, met de l'ordre et de la simplicité dans nos connaissances. Toute la sagesse humaine est dans ces mots : *N'abusez pas.*

Mais, pour ne point abuser, quelques règles sont nécessaires. Hâtons - nous donc de dire à quelles conditions nous consentirons d'accueillir l'esprit systématique dans le domaine de la science. La première sera de procéder toujours par les voies de l'analyse la plus sévère ; nous rejetterons, comme des sources d'erreurs, les systèmes *à priori* sur lesquels reposait l'échafaudage de la philosophie ancienne. Notre première étude sera l'étude des faits : de leur observation nous remonterons aux notions générales, de ces notions à d'autres plus générales encore : nous avancerons soutenus par l'expérience, et dès que l'expérience ne marchera plus à nos côtés, nous saurons nous arrêter.

Ce n'est pas assez d'être conçus à l'aide des procédés analytiques, nos systèmes, pour être exempts de dangers, devront encore éviter d'être trop absolus. Il n'est pas donné à l'homme de connaître les vérités générales autrement que par l'étude et la comparaison des faits particuliers. Or, cette étude a, comme toute autre, ses périodes et ses progrès ; ces comparaisons et les conclusions qu'on en peut tirer ont leur incertitude. A chaque instant, un fait encore inconnu ou mal observé peut se révéler et déconcerter la théorie la mieux établie ; à chaque instant, des inductions plus rigoureuses, des raisonnemens plus exacts peuvent rectifier des résultats qu'on aurait crus plausibles.

Dans la première partie de cette dissertation, je tracerai

un aperçu rapide de l'histoire de la médecine jusqu'à nos jours, sous le rapport des systèmes qui y ont été introduits. La seconde sera consacrée à discuter en général la vanité des systèmes, et à prouver la nécessité de la médecine éclectique.

J'ai senti toute l'importance de mon sujet; et, si je n'ai pas craint de l'aborder malgré ses difficultés, qu'on ne croie pas que j'aie voulu juger mes contemporains ni soumettre leur opinion à la mienne : je n'ai eu d'autre intention que celle d'annoncer, en entrant dans la carrière médicale, que je ne veux pas augmenter le nombre de ces hommes qui admettent sans défiance et sans discussion toute idée émanée d'un peu haut, et qui, trop paresseux pour entreprendre la moindre recherche, jugent beaucoup plus commode de penser et de se décider d'après les autres.

DES

SYSTÈMES EN MÉDECINE.

PREMIÈRE PARTIE.

Je n'ai pas l'intention de donner à la première partie de mon sujet tout le développement dont elle serait susceptible, le champ que j'aurais à parcourir serait beaucoup trop vaste ; aussi me bornerai je à tracer une esquisse rapide des principales époques de la médecine, pour passer en revue les différens systèmes qui ont modifié ses méthodes.

Je crois qu'il est inutile de rechercher l'origine de la médecine ; elle doit être aussi ancienne que le monde. Je ne la suivrai pas dans les siècles mythologiques des premiers temps de la Grèce. Les autels élevés à *Chiron*, à *Esculape*, à *Polydore*, etc., etc., attestent cependant l'existence de ces bienfaiteurs de l'humanité, et l'admiration que fit naître leur talent; mais que penser de ces médecins égyptiens chantés par Homère, qui ne surent pas guérir une luxation du pied que Darius s'était donnée à la chasse? La médecine alors n'était point une science : elle ne consistait que dans l'application purement empirique de quelques remèdes simples. Les malades étaient réduits à consulter des tableaux tracés sur les murs des temples, tableaux qui leur offraient la description des maladies et l'indication des moyens qui avaient le mieux réussi dans des circonstances semblables. Chez d'autres peuples, on allait interroger les oracles, qui répondaient d'après l'expérience que leur donnaient les nombreuses consultations qui leur étaient adressées. Dans d'autres pays, on exposait les malades dans les places publiques, et l'on interrogeait les passans dans l'espoir d'obtenir de ceux qui avaient éprouvé les mêmes maux des renseignemens salutaires. Mais je laisse ces temps inconnus, où la médecine s'efforçait de lutter contre les ténèbres qui obscurcissaient son berceau.

Je passe au siecle d'*Hippocrate*; car avant lui l'histoire de la médecine n'apprend rien qui soit utile à l'art de guérir. Ce grand homme invoqua les ressources de son vaste génie pour former sur l'immense quantité de faits particuliers qu'il avait su rassembler (les tables votives), des règles qui forment un corps de doctrine vraie, parce quelle est puisée dans les leçons constantes de la nature. Par son abstraction de la force vitale, il fonda la base éternelle de la médecine; il fit de ce principe le mobile de toutes les actions de notre économie en santé comme en maladie, le moteur des actes spontanés par lesquels nous maintenons notre existence indépendante au milieu de l'univers. Il avait déjà reconnu quelques unes de ses plus admirables facultés, comme de se coordonner aux influences sans cesse changeantes au milieu desquelles nous sommes placés, d'être la source d'une favorable et salutaire réaction dans les maladies, etc.; il en avait même fait l'application aux actes les plus délicats de l'organisation humaine, en rattachant à celle-ci la politique et la morale; en un mot, il avait tracé pour la science dont il est à bon droit surnommé le père, une méthode de philosopher dont on ne retrouve l'analogue pour les autres sciences que dans un âge plus mûr pour elles, après de plus longues et de plus infructueuses tentatives, et après avoir en quelque sorte parcouru toutes les routes de l'erreur.

Qui n'eût pensé dès-lors qu'après ce brillant essor la médecine ne devait être qu'une suite de travaux faits dans cette heureuse direction, et dont chacun avancerait le grand œuvre de son perfectionnement? Qui ne l'eût crue affranchie de cette divergence d'efforts, de cette inconstance de procédés qui se retrouve dans les autres sciences? Et cependant, en traçant le tableau de ses révolutions, nous la verrons tour à tour emprunter les philosophies des autres sciences, s'appauvrir de cet emprunt, alternativement ne vouloir consister que dans le dogme ou l'empirisme, bouleverser de siècle en siècle ses théories, et se traîner dans une longue suite de subtilités et d'hypothèses.

Hippocrate, en démontrant la nécessité de l'observation, avait posé les limites du raisonnement. Mais ses successeurs s'écartèrent de la route qu'il avait tracée.

Thessalus, l'aîné de ses fils, principal fondateur de l'école *dogmatique* ou *hippocratique*; *Dracon*, frere de *Thessalus*; *Polybe*, gendre d'*Hippocrate*; *Dioclès*, *Praxagoras*, se laissant entraîner par le goût général du siècle pour la dialectique, se livrèrent bientôt à de futiles hypothèses et à de vaines disputes sur l'influence des nombres. Ils créèrent une foule de sectes, qui, loin de contribuer au perfectionnement de l'art, ne firent que mener directement à l'erreur.

L'école d'Alexandrie, riche de la nombreuse bibliothèque des Ptolémées, centre des sciences, rendez-vous de tous les philosophes du monde cultivé, nous offre *Erasistrate* et *Hérophile*, qui les premiers durent disséquer les cadavres humains, et rendirent leur nom immortel par leurs nombreuses découvertes dans l'anatomie de l'homme. Les écarts auxquels les dogmatiques se livraient déjà depuis longtemps furent désapprouvés par eux : ils condamnaient l'abus qu'ils faisaient du raisonnement, et repoussaient les explications qu'ils donnaient de toutes les maladies.

C'est vers cette époque que parut l'école *empirique*, qui brilla d'un vif éclat pendant une longue suite d'années. Son fondateur, *Sérapion*, rejetait toute hypothèse, tout raisonnement, toute recherche sur la cause des maladies; il se contentait de combattre ces dernières avec les moyens dont l'expérience avait constaté l'utilité.

Les conquêtes des Romains en Grèce et en Asie transportent en Italie toutes les richesses de l'Orient. Les plus célèbres médecins arrivent de toutes parts dans la capitale du monde. L'un d'eux s'acquiert une réputation extraordinaire. *Asclépiade* de Pruse établit un système aussi opposé au dogmatisme qu'aux principes des empiriques. La santé, selon lui, dépendait de la juste proportion des pores avec les corpuscules ou atômes, auxquels ils devaient donner passage, et la maladie résultait de la disproportion des uns avec les autres. Il admettait deux classes de maladies, dont les unes dépendaient d'un défaut de circulation des atômes corpusculaires dans les pores obstrués, tandis que les autres reconnaissaient pour cause la faiblesse et l'extrême dilatation de ces mêmes pores. Les unes étaient sthéniques (la phrénésie, la pleurésie, les fièvres ardentes, les douleurs, etc.); et les autres, évidemment asthéniques (les défaillances, les langueurs, les maigreurs, les hydropisies, etc.). Ce système corpusculaire frappa les esprits; la devise de son auteur, *citò, tutò et jucundè*, lui attira un grand nombre de cliens. Avec un esprit fin et adroit, comment *Asclépiade* n'eût-il pas obtenu des succès prodigieux? Il décriait ses confrères et flattait le goût et la mollesse des Romains; il eut la plus grande vogue.

Le système de *Thémison*, chef de la fameuse école *méthodique*, est à peu près celui d'*Asclépiade*, rendu plus clair, plus intelligible. Les organes affectés, suivant *Thémison*, avaient trois manières d'être : ou ils étaïent resserrés, irrités, *strictum;* ou ils se trouvaient affaiblis et dans un état de relâchement, *laxum;* quant à leur troisième manière d'être, *mixtum*, ce n'était qu'une subdivision des deux autres. Cette théorie a servi de fondement à la plupart des doctrines, qui depuis ont cherché le principe des maladies dans les dispositions propres à la nature des solides. On la retrouve dans la doctrine de *Brown*, de [illegible] et de [illegible], etc.

Thessalus de Tralle, *Antonius Musa*, *A. Corn. Celsus*, *Soranus* d'Éphèse, *Cœlius Aurelianus*, tous médecins très-distingués, paraissent avoir pris la doctrine méthodique pour base de leurs raisonnemens et de leur conduite aux lits de leurs malades.

A l'époque où le methodisme jouissait de la plus grande célébrité, *Athénée*, au lieu des corpuscules élémentaires d'*Asclépiade*, admit un principe de nature spirituelle, *pneuma*, cinquième élément, qui régissait le monde entier, qui pénétrait et modifiait toutes les parties du corps, et dont les manières d'être déterminaient tous les mouvemens en santé comme en maladie. La nouvelle école reçut le nom de *pneumatique*.

Bientôt un disciple d'*Athénée*, s'éloignant des principes exclusifs de son maître, choisissant dans toutes les doctrines qui avaient jusque là divisé les médecins ce qui lui paraissait bon, *Agathinus* de Sparte, fonda l'école *éclectique* (1). Parmi ses nombreux disciples, au premier rang se trouvent : *Archigène* d'Apamée, *Arétée* de Cappadoce, *Héliodore*, *Possidonius*, et plusieurs autres praticiens de la plus haute distinction. Mais, comme il n'y a pas d'enthousiasme en matière d'opinion sans hypothèses, l'éclectisme ne brilla jamais d'un grand éclat à côté des autres sectes.

Jusqu'au temps de *Galien*, les médecins tinrent peu compte des humeurs dans leur manière d'envisager et de traiter les maladies; mais à peine ce génie brillant et universel eut senti le vide des théories dominantes, qu'il renversa seul toutes les sectes, et éleva sur leurs débris un système qui prévalut pendant plus de treize siècles, et qui est même parvenu jusqu'à nous, en ne subissant que quelques modifications, motivées d'après les différences d'opinions qui s'établirent sur la nature des causes qui pouvaient altérer les humeurs.

---

(1) De ἐκλέγω, *je choisis*.

Quoique ses écrits fatiguent par leur proxilité et par leurs mélanges d'idées péripatéticiennes, on ne peut nier les immenses services qu'il a rendus à la science ; et, après *Hippocrate*, *Galien* sera toujours regardé comme le plus grand médecin de l'antiquité. Ses ouvrages sont une preuve manifeste du danger des idées systématiques; après avoir entravé long-temps les progrès de la médecine. plusieurs d'entre elles nous tiennent encore asservis. Dans le plus grand nombre des cas où *Galien* a voulu développer, commenter les idées d'*Hippocrate*, il les a altérées en remplaçant la simple observation par des hypothèses. Du reste, sa doctrine est une mine féconde où les médecins de toutes les écoles se sont empressés de puiser.

Dans les quatre siècles qui suivent, l'ignorance et la superstition envahissent la terre ; aussi ne trouve-t-on plus dans les pages de l'histoire que massacres, qu'incendies, que dévastations : plus de philosophie, plus de science. La médecine exercée presque exclusivement par les moines ou par les sorciers, ne dut pas faire de progrès : aussi la voyons nous rétrograder malgré les louables efforts de quelques hommes qui étaient dignes de vivre dans d'autres siècles où un aveugle fanatisme n'eût pas disputé l'empire du monde à la plus grossière ignorance. Je regrette de ne pouvoir que nommer *Oribase* de Pergame, *Aetius*, *Alexandre* de Tralles, *Paul* d'Égine; parmi les Arabes, *Rhazès*, *Avicennes*, *Albucasis*; l'italien *Mondini*, qui, le premier, en 1315, eut la gloire de démontrer l'anatomie sur les cadavres humains; *Baillou*, *J. B. Montanus*, *Fernel*, *Forestus*, l'un des plus fidèles observateurs de la nature; *Prosper Alpin*, qu'on peut regarder comme le père de la séméiotique ; *Jean Riolan*, zélé défenseur de la médecine hippocratique. Tant d'hommes distingués auraient dû exciter et étendre l'esprit de recherche et d'observation ; mais, ayant toujours à lutter contre les ténèbres de leur siècle, ils durent nécessairement fléchir parfois sous les idées dominantes ; aussi regrette-t-on souvent de voir d'aussi beaux génies, tantôt égarés dans des rêveries astrologiques, tantôt dominés par des préjugés théologiques et métaphysiques.

Un des travers dans lequel donnèrent quelques médecins du quinzième siècle, fut le système de *Paracelse*. Par lui l'alchimie et l'art cabalistique viennent se fondre avec la médecine : au mépris des faits les mieux constatés et des moyens dont l'utilité et l'énergie sont le plus démontrées, *Paracelse* rejette de la chirurgie la suture, le cautère actuel, le rapprochement des plaies, l'appareil contentif des fractures et l'instrument tranchant. Il substitue à ces moyens l'usage interne de la grande consoude ; il ne veut saigner qu'avec de longues précautions et après avoir consulté les astres ; il bannit la saignée du traitement des hémorrhagies, et la remplace par l'application de l'aimant ; il avait admis dans l'homme un principe recteur ou vital, qu'il appelait un *archée*.

Van-Helmont, doué d'une imagination brillante et poétique, développa cette idée, multiplia les archées, et conçut un système dans l'esprit du vitalisme le plus pur ; mais, en sacrifiant aux idées chimiques alors en vogue, il s'abandonna à une foule d'hypothèses sur l'action des fermens chimiques. Ce système trouva de nombreux partisans, se propagea avec rapidité dans l'Allemagne, fut reproduit, modifié par *Stahl*, et depuis, avec plus d'ordre et de clarté, par les médecins de l'école de Montpellier.

Au commencement du dix-septième siècle, un des disciples de *Van-Helmont*, *Sylvius de Leboë*, se servit exclusivement des principes chimiques pour expliquer les fonctions naturelles du corps et les altérations de la santé. Il doit être considéré comme le fondateur de l'école *chimiatrique* qui fut si funeste aux progrès de l'art, et qui compta pour principaux sectateurs *Vieussens* et *Willis*. Selon ce dernier, l'action nerveuse était une sorte de fermentation cérébrale, les fièvres étaient l'effet du trouble dans la circulation du fluide nerveux ; l'urine, la bile, la salive, le sperme, étaient produits par une véritable fermentation dans les reins, le foie, etc. ; les humeurs éprouvaient diverses altérations suivant les proportions d'acides et d'alcalis qui entrent dans leur composition : par exemple, le sang s'épaissit lorsque les acides y dominent, et se liquéfie s'il est trop alcalin, comme dans les affections putrides. Aussi, selon les circonstances, on faisait usage d'acides ou d'alcalis pour neutraliser l'âcreté des humeurs. De là cette foule de préparations absorbantes, délayantes, diaphorétiques, désobstruantes, etc. Qu'est-il besoin de dire que ces diverses idées ne reposaient sur l'observation d'aucun fait?

Vers le milieu du dix-septième siècle, une foule de sectes se disputaient l'empire de la médecine. *Harvey* avait découvert la circulation du sang, et cette conquête de la méthode expérimentale la plus rigoureuse semblait avoir redoublé la manie des systèmes; on s'était contenté d'abord d'essayer de faire circuler librement le sang, de détruire sa viscosité, on voulut tirer du corps celui qu'on supposait corrompu, puis on ne craignit pas de verser le sang indistinctement dans toute espèce de maladies; enfin, l'on pratiqua la transfusion du sang, opération téméraire qui coûta presque toujours la vie aux malheureux sur qui on la tenta.

La chimiatrie avait donc déjà perdu un grand nombre de ses partisans, lorsqu'on vit paraître plusieurs génies supérieurs qui contribuèrent beaucoup à sa ruine totale; et, tout en payant plus ou moins le tribut à l'esprit de leur siècle, et en suivant une route différente, ils parvinrent à changer tour à tour la face de la science.

Borelli appliqua les lois de la mécanique à la science de l'homme, et devint le chef d'une école qui eut une grande vogue en Italie, et produisit quelques médecins fameux.

Baglivi, en sacrifiant trop aux théories chimiques et mécaniques, n'en fut pas moins un sage praticien fidèle sectateur d'*Hippocrate*.

Fred. Hoffmann, posa les fondemens de la doctrine *physico-médicale*, ou *mécanico-dynamique*, mieux connue sous le nom de *solidisme*. Expliquant les phénomènes de l'économie animale, et remontant aux pouvoirs moteurs primitifs qui la dirigent, sa doctrine simple et claire, fut favorablement accueillie dans les meilleures écoles de l'Europe, et elle y maintint long-temps sa domination.

Stahl ressuscita la doctrine abandonnée des pneumatiques; en substituant à l'*archée* de *Van-Helmont* l'âme rationnelle ou raisonnable, il créa la secte des *animistes* que l'on peut placer à la tête des systématiques modernes. Selon eux, l'homme était composé de deux parties fondamentales : 1.° Une âme intelligente, gouvernant toutes nos fonctions; c'est, à peu près, ce que d'autres physiologistes avant lui, ainsi que plusieurs de ses sectateurs ont appelé *nature impulsive*, *force nerveuse*, *sensibilité*, *principe vital*, etc.: 2.° un corps organisé.

Boerhaave, dont la doctrine était une sorte d'éclectisme, où cependant dominaient les idées mécaniques, purgea la pratique médicale des erreurs de *Sylvius* et des autres chimistes, et sut tracer dans un style aphoristique toujours pur, simple et rempli de noblesse, d'excellens principes de pathologie et de thérapeutique.

Sydenham, dirigé par l'esprit le plus exact et le plus profond, par le célèbre *Locke*, ramena la médecine à l'observation, et en suivant seulement sa propre expérience, sut tracer des descriptions générales de maladies frappantes de vérité et dignes de servir de modèles.

Tous ces grands hommes ont rendu d'immenses services à la médecine comme observateurs, ou comme ayant fécondé un certain nombre d'idées importantes; mais aussi tous ont plus ou moins retardé les progrès de la science par les idées hypothétiques dont ils remplirent leurs écrits, par les systèmes exclusifs qu'ils fondèrent, et auxquels, presque toujours, ils attachaient plus d'importance qu'aux faits que l'observation leur découvrait; et cependant, ce ne sont plus que ces faits qu'on cherche aujourd'hui dans leurs ouvrages. Ainsi, le recueil des observations et des consultations de *Fred. Hoffmann*, sera toujours lu et médité avec fruit par les praticiens, tandis que la partie systématique de ses œuvres, qui fit d'abord toute sa célébrité est à peine intelligible pour nous.

Vers le milieu du dix-huitième siècle, *Haller*, l'un des plus distingués disciples de *Boerhaave*, fixa l'attention universelle par ses belles expériences sur la sensibilité et l'irritabilité. On s'en servit depuis avec avantage pour combattre la théorie mécanique de l'inflammation, et celle-ci fut rapportée à l'irritabilité augmentée des vaisseaux. On vit alors s'élever de nouveaux systèmes pathologiques qui avaient plus ou moins de rapports avec celui d'*Hoffmann* : tel fut celui de *Cullen*. Selon lui, toutes les propriétés vitales devaient être attribuées au système nerveux, qui était aussi l'unique source de nos maladies; il considérait l'atonie comme cause prochaine de toutes les fièvres et des maladies de faiblesse, l'état spasmodique produisant les maladies inflammatoires.

Brown développa cette théorie, et fut encore plus tranchant dans ses opinions. Doué d'un esprit pénétrant et profond, et persuadé qu'il ne pouvait établir un système sans donner, au préalable, une définition de la vie, *Brown* commence par dire qu'elle n'est qu'un état forcé, que le résultat des stimulans sur l'*incitabilité;* il considère la santé et la maladie comme des modifications de la vie. Selon lui, tout ce qui affecte l'organisme agit en stimulant, et la faiblesse elle-même est souvent le résultat d'un excès de *stimulus*. Comme il n'admet qu'une propriété commune à tous les êtres vivans, son cadre nosologique est très-simple ; les maladies sont divisées en générales et en locales; il ne reconnaît ni maladies spécifiques, ni idiosyncrasies, ni maladies héréditaires d'aucune sorte. *Sthénie, asthénie*, voilà les deux chefs auxquels se rapportent toutes les maladies dans une proportion numérique bien inégale; car sur cent, trois seulement sont sthéniques, et quatre-vingt-dix-sept sont asthéniques. On voit se grouper autour de ces deux états, le catarrhe pulmonaire et la rougeole, les hémorrhagies à côté des fièvres intermittentes, la dyspepsie près de la goutte, etc. Cette distribution de maladies, arbitraire, incohérente, n'a pu séduire, dit M. *Pinel*, que des esprits superficiels et prévenus. Tout l'art de traiter les maladies n'est, selon *Brown*, que l'art de manier les divers stimulans, et de les adapter suivant les proportions convenables à l'état actuel de l'incitabilité : de là, l'emploi presque exclusif des stimulans les plus énergiques, pratique incendiaire, qui exerça de cruels ravages dans plusieurs contrées de l'Europe. Inébranlable dans son système erroné, *Brown* ne voyait rien au-delà; habitué à ne considérer que les masses, les détails lui échappaient. Il peut cependant être compté au premier rang des médecins vitalistes, et l'art lui doit quelque reconnaissance de l'avoir affranchi complètement des théories physiques qui le dominaient.

Le système de *Brown*, fort séduisant par sa simplicité, fut adopté à sa naissance avec une sorte d'enthousiasme : cependant on lit à peine aujourd'hui son ouvrage, et très-peu de personnes savent d'une manière précise en quoi consiste sa doctrine.

Au commencement du dix-neuvième siècle, l'épidémie de Gênes excita l'attention des médecins : cette ville se trouvait en état de siége, et était désolée par une épidémie de fièvres petéchiales. *J. Razori*, médecin en chef du grand hospice de Milan, qui déjà avait reconnu les incohérences du système de *Brown*, alors en grande vogue dans l'Italie, se rendit au foyer de la contagion. Il s'aperçut bientôt que les toniques et les stimulans exaspéraient le plus souvent cette maladie; c'est pourquoi il changea de plan de traitement, et recourut aux moyens antiphlogistiques. Ses tentatives furent couronnées de succès; De retour à Milan, il continua ses expériences dans son hospice, et remarqua que les individus affectés de péripneumonie supportaient facilement le tartrite antimonié de potasse, et que plus l'inflammation était intense, plus la fibre avait d'aptitude à s'opposer à l'action de ce médicament. Ce phénomène fit naître à *Razori* l'idée de sa doctrine du *contro-stimulus*. Quelque opposée qu'elle paraisse au brownisme dans ses applications, nous allons voir qu'elle n'est qu'une modification de ce système, puisque, comme lui, elle repose presque uniquement sur l'excitabilité, seule propriété vitale admise par les contro-stimulistes.

En voici le sommaire. L'*excitabilité* anime tous les corps vivans; elle ne peut pas être affectée sans l'intermédiaire des tissus organiques, mais elle peut être influencée par certains agens qui ne produisent aucun changement sensible, aucune altération morbide dans la structure des organes. De là on appelle *dynamiques* les maladies qui intéressent plus spécialement nos parties dans leurs conditions vitales, dans leur excitabilité augmentée ou diminuée; et *instrumentales*, celles qui sont produites par une cause mécanique. Les maladies sont divisées en deux grandes classes, *diathésiques* et *irritatives*.

1° Par *diathèse*, les contro-stimulistes n'entendent pas, comme les anciens, une disposition, une constitution particulière du corps, mais bien une condition profonde et durable de l'organisation, en vertu de laquelle une maladie survit à la cause qui l'a produite. Les maladies *diathésiques* se subdivisent en *hypersthéniques* et *hyposthéniques*. Les premières sont constamment le résultat d'un excitement des forces vitales au-dessus du type normal; c'est le contraire pour les secondes. Nous avons vu que *Brown* prétendait reconnaître dans une immense majorité de cas l'absence du stimulus; *Razori* et ses sectateurs ne virent plus que son excès, et, rétorquant l'assertion du réformateur écossais, prétendirent que le nombre des maladies hypersthéniques est à peu près à celui des hyposthéniques comme 97 sont à 3. 2.° Les maladies *irritatives* ne dépendent ni d'un excès, ni d'un défaut de ton; elles ne sont pas non plus spécifiques. On peut les considérer comme des phénomènes sympathiques qui cessent avec la cause qui les a produits; tels sont les calculs, les vers, les luxations, etc., etc. On reconnut dans certains médicamens une propriété débilitante particulière, agissant sur l'excitabilité d'une manière opposée au stimulus; on leur donna le nom de contro-stimulans. Ce n'est pas sans étonnement qu'on voit figurer dans la liste que nous en a donnée le professeur *Borda*, auprès du miel et de la manne, le fer, l'antimoine, l'arsenic, et leurs préparations; près du sucre, de la réglisse et de la casse, les cantharides, le nitrate d'argent, la noix vomique, etc., etc. Parmi les médicamens contro-stimulans, plusieurs *paraissent* jouir d'une propriété élective, et agir spécialement sur quelques viscères ; on a donc dû les distinguer en universels et en topiques. Les médicamens universels agissent sur tout le système ; les topiques, que nous appelons mieux spécifiques, dirigent leur action sur un organe plutôt que sur tel autre. Ainsi, l'émétique et le kermès s'administrent dans la péripneumonie et la gastrite ; la gomme-gutte, la résine de jalap, dans la dysenterie et l'entérite ; le vin, l'éther, l'opium, le quinquina, dans les hydropisies asthéniques, la glace et la neige sont données à l'intérieur à des doses considérables contre les hémorrhagies, etc. Mais, de tous ces moyens, celui qui a constamment la préférence est le tartre stibié, le contro-stimulant par excellence dans les inflammations thoraciques, celui dont on fait le plus souvent usage avec une hardiesse, je dirai presque une témérité singulière. Ainsi, dans toutes les espèces de pneumonie, les contro-stimulistes administrent l'émétique à la dose de six, huit, douze grains par jour dans deux ou trois livres d'eau, dose qui ne tarde pas à être doublée, triplée, quadruplée. Cette quantité d'émétique ne détermine, pour l'ordinaire, ni vomissemens, ni évacuations alvines ; on observe seulement un sentiment de stupeur et d'abattement, avec une diminution notable de tous les symptômes de l'inflammation. Quelque éloignés que soient ces résultats de notre manière de voir, il est impossible de les révoquer en doute, puisqu'ils sont obtenus chaque jour par des praticiens très-distingués, à la tête desquels je dois placer MM. les professeurs *Laennec* et *Récamier;* d'ailleurs le raisonnement doit se taire devant l'expérience. La théorie du contro-stimulus, qui doit en grande partie sa célébrité aux écrits de *Tommasini* et aux leçons de *Borda*, est très-nuisible aux progrès de la médecine ; car ses partisans, ayant une confiance sans bornes dans les propriétés des médicamens, ne se croient jamais sûrs de leur diagnostic que lorsqu'il est confirmé par le traitement. De là un aveugle empirisme, qui détourne les contro-stimulistes de la véritable observation des phénomènes physiologiques que produisent les maladies.

Il nous reste encore à parler du système que M. *Broussais* a élevé en France sous le nom de *Doctrine physiologique*, parce qu'il est fondé sur les principes de la physiologie. Cette doctrine est appuyée sur le solidisme : on y considere toutes les maladies comme ayant leur siége dans une partie quelconque des solides ; presque toutes sont regardées comme des inflammations, ou pour mieux dire, des irritations, celles-ci pouvant être de nature inflammatoire, hémorrhagique, nerveuse et subinflammatoire. A l'exception du scorbut, M. *Broussais* n'admet point de maladies générales ; le prétendu virus vénérien ne consiste que dans l'altération des solides a la suite de la lésion organique primitive, et rien de ce qui tient à l'humorisme n'est admis parmi ses partisans ; toutes les affections enfin sont le résultat de l'irritation. La thérapeutique consiste principalement dans les antiphlogistiques locaux ou généraux suivant les cas, et en boissons adoucissantes et rafraichissantes. Comme l'estomac et les intestins sont souvent le siége du mal ou qu'au moins ils y participent presque toujours sympathiquement, les émétiques, les purgatifs et les autres stimulans sont, pour ainsi dire, proscrits de la matiere médicale. Les sectateurs de la doctrine physiologique n'admettent pas de spécifiques, et prétendent que les médicamens auxquels on a donné ce nom, loin de posséder les propriétés qu'on leur attribue, sont fréquemment suivis d'insuccès dans leur emploi.

Le système dont nous venons de tracer les généralités les plus saillantes a exercé une influence immense sur l'état de la medecine, non-seulement en France, mais dans plusieurs autres contrées de l'Europe. Il renferme des idées neuves, des faits vrais, et dont l'observation demontre chaque jour l'exactitude ; par lui, le siege d'un grand nombre de maladies a été dévoilé ; les fièvres dites *essentielles* ont été justement transformées, dans un grand nombre de cas, en phlegmasies gastro-intestinales ; l'une des causes de la production des tissus accidentels a été mise dans tout son jour ; la nature des inflammations chroniques a été découverte ; le rôle joué par les sympathies, entrevu par notre immortel *Bichat*, a été apprécié, et leur importance reconnue; enfin, dans un grand nombre de cas, la thérapeutique a été heureusement modifiée. Cependant, ce système peut-il suffire pour rendre compte de tous les phénomènes morbides? C'est demander si l'on croit avoir découvert la nature de toutes les maladies, leurs innombrables nuances, lorsqu'on a dit qu'elles dépendaient presque toutes de l'irritation. Suffit-elle pour expliquer cette foule de différences qui existent entre les nombreuses éruptions cutanées, aiguës ou chroniques; pour rendre compte de la formation des tissus accidentels, avec ou sans analogues, dans l'état sain de l'économie; pour dévoiler la nature de toutes les névroses? Suffit-elle davantage pour nous guider d'une manière exclusive dans le choix des méthodes thérapeutiques? Est-ce elle qui nous a enseigné que le quinquina guérit les fièvres intermittentes; le mercure, la syphilis; l'iode, les hypertrophies du corps thyroïde; le soufre, les affections herpétiques; etc.? Si, dans ces divers cas, la doctrine de l'irritation ne peut, en aucune manière, rendre raison du succès de ces méthodes thérapeutiques; si même celles-ci sont des objections qui peuvent être dirigées contre elle; si les divers états morbides que j'ai cités tout à l'heure consistent dans autre chose que dans une simple irritation ou inflammation, il faut en conclure que la doctrine de M. *Broussais* ne doit pas plus être exclusivement adoptée que toutes celles qui l'ont précédée: mais nous reconnaîtrons toute l'utilité de ses idées restreintes dans de justes limites; nous ne craindrons pas de proclamer que, grâce à ses travaux, les maladies inflammatoires sont mieux appréciées, mieux traitées qu'elles ne l'étaient généralement avant la publication du *Traité des phlegmasies chroniques* et de l'*Examen des doctrines médicales.* Enfin tout homme impartial reconnaîtra dans sa doctrine le cachet d'un talent remarquable. Son système passera sans doute comme tant d'autres, mais il en restera des fragmens importans, et on ne pourra lui contester l'honneur d'avoir imprimé à la médecine une direction nouvelle, en éveillant l'attention des praticiens sur des points de doctrine du plus haut intérêt, que l'on négligeait beaucoup trop avant lui.

Nous venons de passer en revue les principaux systèmes qui ont tour à tour partagé l'empire de la médecine ; de leur seule exposition résulte la preuve de leur insuffisance : regardés à l'époque de leur apparition comme fondés sur des bases inébranlables, tous n'ont eu cependant qu'une durée éphémère. Cela doit nous avertir de ne point admettre d'opinions exclusives, qu'on se verra peut-être forcé d'abandonner le lendemain ; mais je ne dois pas anticiper sur la seconde partie de cette thèse qui va être consacrée à développer cette idée.

DEUXIÈME PARTIE.

La médecine repose sur l'observation des faits et sur l'expérience raisonnée ; son but est la conservation de la vie de l'homme et le rétablissement de sa santé lorsque cette vie est menacée. Art consolateur, inappréciable dans les mains d'un praticien instruit et prudent, c'est un véritable fléau entre celles d'un ignorant ou d'un systématique exclusif.

Frappé de la multitude de systèmes qui ont tour à tour divisé les hommes qui s'adonnaient à l'art de guérir, le monde se demande encore aujourd'hui si la médecine est une science vraie et vraiment utile. Je crois inutile de répondre à ces deux questions dans une enceinte où des voix autrement éloquentes que la mienne ont prouvé jusqu'à l'évidence que la médecine fondée sur l'observation et le raisonnement est, dans la plus rigoureuse acception, une science vraie, certaine. D'ailleurs, la hauteur où elle s'est placée depuis quelques années doit imposer silence aux ennemis qu'elle pourrait encore avoir. Si quelquefois on l'a attaquée, ce n'a pas été directement ; ses antagonistes fondaient ordinairement leurs objections sur l'ignorance et la cupidité de ceux qui l'exercent, et rendaient ainsi la science responsable des fautes qui lui sont étrangères, et contraires à ses lois. Pour prouver son utilité, ne suffirait-il pas de mettre en parallèle, d'une part, les trop nombreuses victimes de l'esprit de système, et de l'autre, cette immense quantité d'hommes préservés d'une mort certaine par l'introduction de l'inoculation et de la vaccine, par la découverte d'un spécifique contre les maladies vénériennes, par les soins hygiéniques qui ont eu tant de succès, soit pour la salubrité publique, soit pour empêcher la propagation des épidémies pestilentielles? Certes, les philanthropes, auxquels sont dus ces beaux résultats, n'étaient dominés par aucun esprit de système: et si nous avons vu des médecins célèbres se livrer à cette manie systématique pour établir des théories qui flattaient leur amour-propre, par une contradiction heureuse, ils n'appuyaient leur pratique que sur les leçons de l'expérience et de l'observation, tandis que ceux, au contraire, et ils sont en petit nombre, qui ont voulu faire plier leur pratique à leurs idées systématiques, n'ont eu que des succès éphémères, et ont été oubliés même de leur vivant. Si le génie d'*Hippocrate* a grandi avec les âges, si les opinions de tous les siècles sont venues se briser aux pieds de sa statue, ce n'est pas pour quelques explications surannées que l'on rencontre dans ses ouvrages, c'est parce que son pinceau traça le tableau des épidémies et que son burin grava les aphorismes. Et pense-t-on que, de nos jours, *Stahl* et *Van-Helmont* conserveraient une réputation colossale s'ils n'avaient d'autres titres à la gloire que des systèmes plus ou moins brillans? J'en doute; mais je suis intimement persuadé que l'humble praticien de village qui interroge la nature avec persévérance, est cent fois plus utile à l'humanité que l'orgueilleux faiseur de systèmes avec tout son étalage scientifique.

L'esprit de système écarte les hommes des voies de l'observation et de l'expérience; il les conduit à dénaturer les faits et à en tirer de fausses conséquences, à substituer à la vérité les rêves de leur imagination. Gardons-nous en donc, et rappelons-nous que tous les plus célèbres médecins anciens et modernes se sont regardés, d'après la doctrine du père de la médecine, comme les ministres de la nature et comme de simples exécuteurs de ses lois.

Si le médecin est le ministre de la nature, il ne doit la forcer à rien de contraire à ses lois; aussi doivent-elles faire l'objet de ses plus profondes méditations, puisque c'est dans leur observation seule qu'il trouvera les moyens de l'aider ou de la ramener à la bonne voie sans rien faire qui lui soit contraire, comme le pratiquent les vrais médecins.

« Qu'ont fait autre chose les plus célèbres auteurs de l'antiquité, « ces fondateurs de la médecine des Grecs et des Arabes? Quel autre « but se sont-ils proposé dans leurs études, que de trouver le secret « d'imiter la nature, et de l'imiter cependant de manière à invoquer « le secours de l'art toutes les fois qu'il était nécessaire de modérer « ou de régler ses efforts? »

Quid aliud egerunt viri ingenio et doctrinâ præcellentes, illi instaurandæ medicinæ inter Græcos et Arabas principes? Quam sibi proposuerunt studiorum metam, nisi ut idipsum intelligerent naturam sequi, ità tamen sequi, ut arte eam, ubi opus esset, inflectere et regere possent? (Freind, *de Purgantibus*. pag. 134.)

C'est en médecine un axiôme aussi ancien que l'art même, que la nature guérit les maladies : Νοσων φυσις ιατρος (Hipp., *de Morbis vulgar*, lib. 6. sect. 5). Ainsi *Galien* prétend que « non-seulement elle défend l'animal par tout son pouvoir, mais encore elle lui rend la santé quand il devient malade. » On ne peut pas nier cette vérité, et si nous consultons l'expérience, le guide le plus sûr, nous voyons que la nature joue le premier rôle dans un grand nombre de guérisons; mais, d'un autre côté, elle produit aussi une foule de maladies qui, loin de guérir *solis naturæ viribus*, réclament impérieusement les secours de l'art. Ce serait peut-être ici le lieu de rechercher si la nature et l'art seuls peuvent, dans tous les cas, triompher des maladies; je serais probablement forcé d'accorder une grande part des succès au hasard. Pour cela, il faudrait examiner jusqu'où s'étend le pouvoir de la nature, et où les fonctions de l'art doivent commencer; mais la fixation de ces limites mérite la plus sérieuse attention, et les matériaux nous manquent pour résoudre un pareil problème.

Il est certain que la nature est la première et la principale des trois causes dont j'ai parlé, et que les deux autres ne travaillent dans la cure des maladies que sous sa direction; c'est ce qui a fait dire à *Celse : In nullo quidem morbo plus fortuna sibi vindicare quàm ars, ars quam natura potest : ut potè cum repugnante naturâ nihil medicina proficiat.* (Celsus, lib. 3, cap. 1.)

Toute la science de la médecine consiste à savoir quand on doit laisser la nature à elle-même, et quand elle a besoin du secours de l'art. Le médecin éclectique saura distinguer les cas où l'expectation est la conduite la plus sage, et ceux où l'on doit agir hardiment. Certain que les efforts de la nature seront impuissans et même nuisibles, il saignera largement dans une péripneumonie ; il débridera une hernie étranglée ; il administrera le mercure dans la syphilis, etc. D'ailleurs, ce qu'il est important de remarquer, c'est que, malgré la diversité des nombreux systèmes qui tour à tour se sont disputé l'empire de la médecine, les plus grands praticiens, en suivant une route plus ou moins différente, se sont cependant dirigés par certaines régles purement pratiques que leur fournissait la seule observation, et qu'ils suivaient en dépit de ces systèmes. De plus, les idées médicales ont du être nécessairement modifiées par les différences de climat, de tempérament, de manière de vivre, etc. ; de là, différens systèmes qui, vrais dans les circonstances de localité où ils ont été créés, ne le sont plus en d'autres temps ou en d'autres lieux : de là, la différence d'efficacité offerte par plusieurs méthodes thérapeutiques regardées comme utiles pour les uns, comme nuisibles pour les autres, et qui, dans la réalité, ont une influence qui varie suivant les cas où on les applique. Ainsi, tandis que pour certains systématiques toutes les affections gastriques doivent céder à l'émétique (*Stoll*), et pour d'autres à des applications de sangsues, le médecin éclectique saura employer tour à tour et suivant les cas, ces deux moyens thérapeutiques. Cette diversité de moyens ne peut être expliquée par le médecin systématique, qui, ne cherchant à combattre qu'un seul état morbide, ne doit lui opposer qu'un seul agent thérapeutique; mais elle n'étonne pas le simple observateur, qui sait que les maladies sont infiniment variables dans leur nature, et qui est bien convaincu de la vérité de l'axiôme suivant d'*Hippocrate : Ars medica non semper idem facit.*

C'est une maladie de l'esprit humain que la manie des systèmes ; et la médecine a du voir les opinions les plus disparates, et les hypothèses les plus bizarres se succéder tour à tour dans son sein. Aujourd'hui même que la science a pris un essor plus élevé, que des règles plus sévères président à ses progrès, on est loin d'être détrompé des systèmes, et vraisemblablement on ne le sera jamais, parce que, beaucoup de phénomènes réclamant encore une explication satisfaisante, il faut s'attendre à voir des systèmes se succéder avec rapidité; et leur triomphe momentané sera toujours une triste preuve de l'imperfection de l'esprit humain, auquel il semble à jamais interdit de franchir certaines limites dans l'étude de la nature. Les systèmes ont, d'ailleurs, leurs racines dans la nature morale de l'homme : chacun adopte, comme à son insu, celui qu'il trouve le plus en harmonie avec son genre d'esprit : il est si facile d'accueillir sans discussion une série d'idées toutes coordonnées, surtout, par un grand nom. Parées des couleurs du génie, les erreurs surprennent la critique, même la plus sévère, qui l'accueille sans défiance, éblouie qu'elle est par le prestige d'une réputation illustre. Quand aux esprits faibles, rien n'est plus commode pour eux que de jurer sur la parole du maître, et d'avoir là une autorité toute prête pour justifier les opinions les plus absurdes.

Quelques hommes, il est vrai, après avoir erré long-temps dans la route des systèmes, sentant tout le vide de ceux-ci, se hâtent de les abandonner pour suivre le flambeau de l'expérience : mais malheureusement la désertion d'un système n'amène pas toujours les transfuges dans le camp de la vérité, et une erreur est trop souvent remplacée par une autre plus dangereuse encore ; et il est des hommes destinés en quelque sorte à les toutes épuiser sans jamais rencontrer l'opinion qui soit la seule raisonnable. La plupart des systèmes n'étant, à mon avis, produits que par l'imagination, l'orgueil ou la faiblesse, combien cet aveu naïf, *que sais-je?* nous en eût épargnés ! Tous peuvent partir, si l'on veut, d'une idée vraie sous quelques rapports. Ainsi les solidistes comme les humoristes, les partisans de la chimie comme ceux du principe vital, les sectateurs de *Brown* comme ceux de *Razori* ou de *Broussais*, etc, ont tous raison jusqu'à un certain point : mais leur erreur commence dès qu'ils donnent une extension illimitée à ce qui ne devrait avoir qu'une application restreinte ; dès qu'ils considèrent comme la science elle-même, ce qu'il ne faudrait regarder que comme un de ses principes. Ramener tout à une idée ou à quelques idées fondamentales, voilà le caractère le plus distinctif du médecin systématique : puiser dans les opinions de chacun ce qu'il trouve de bon à son usage, et délaisser le reste, voilà celui du médecin véritablement éclectique. *Ego liberam medicinam profiteor, nec ab antiquis sum, nec à novis ; utrosque ubi veritatem colunt sequor.* (Baglivi).

Le but de nos efforts sera donc de nous entourer de tous les moyens qui pourront concourir à perfectionner cette belle science de la médecine, qui se rattache à tout ce qu'il y a de grand dans la pensée, et de généreux dans le cœur de l'homme. Pour parvenir à la connaissance de la nature des maladies, nous interrogerons à la fois et jamais exclusivement, l'étiologie, la symptomatologie, la thérapeutique, et l'anatomie pathologique. Nous ne dédaignerons pas les expériences sur les animaux. Nous n'oublierons pas que la médecine est essentiellement la science des faits, que la théorie ne doit être que la pratique réduite en préceptes ; qu'une théorie, pour être saine, doit se fonder sur l'observation des faits, sur l'étude approfondie des fonctions naturelles, des dérangemens pathologiques, et des lésions cadavériques ; en un mot, qu'elle doit être fondée sur tout ce qui peut éclairer la science des maladies. Nous repousserons ces spéculations fondées seulement sur des possibilités et sur des vraisemblances qu'on voudra nous donner comme des théories : elles ne peuvent produire que des opinions incertaines que la nature dément presque toujours, et que le temps et la raison effacent bientôt de la mémoire des hommes ; il n'y a que l'imprudence et la précipitation qui puissent les ériger en règles; c'est de telles spéculations que sont sortis ces systèmes qui se sont détruits mutuellement, et qui ont amusé successivement les esprits.

Il est certaines questions délicates dans l'examen desquelles doivent toujours échouer nos efforts. Ainsi, par exemple, pourquoi se perdre en conjectures sur l'essence du principe de vie, sur ses affections, sur sa manière d'agir? Contentons-nous de reconnaître des lois et des forces vitales indépendantes des lois et des forces physiques; nous en avons besoin pour expliquer ces mouvemens observés dans l'économie, ces *efforts de la nature médicatrice, ces mouvemens critiques*, etc. Mais si nous voulons admettre le principe de vie, tel que le réalisent les vitalistes, c'est-à-dire un véritable personnage qui a sa manière de connaître, de vouloir et d'agir, et qui doit former avec l'âme une espèce de duumvirat, nous nous égarerons certainement dès nos premiers pas; et quand même, je le suppose, nous pourrions soupçonner l'essence de ce principe, qu'elle utilité en retirerions-nous pour nous élever au traitement plus rationnel des maladies, qui est en dernière analyse le seul but que doive se proposer le médecin dans ses travaux?

Appelons de tous nos vœux le moment où l'on verra tous les médecins ne formant qu'une seule société animée d'un même esprit, profitant de toutes les lumières, et appliquant à la recherche de la vérité toutes les facultés de leur intelligence. Que tout médecin philosophe renonce à prononcer le mot de *secte* : plus d'intolérance, plus d'attaques violentes, plus de rivalité entre écoles, hors celle qui a pour but de reculer les limites de la science. Employons tous nos efforts à rassembler ce que l'expérience des âges antérieurs, et ce que les divers esprits dans chaque nation ont pu trouver, soit dans leurs recherches, soit par le hazard et le temps, et à dépouiller cette immense collection de tout ce qu'elle offre de douteux, d'équivoque, d'inutile, de faux, par un jugement sévère qui ne se laisse point éblouir par de spécieuses apparences, mais qui pèse tout avec maturité à la balance d'une parfaite raison. Nous ne prononcerons rien qu'en nous appuyant sur de bonnes observations; n'adoptant exclusivement aucun système, nous les consulterons tous pour savoir lequel a le mieux rencontré sur un objet donné; nous nous empresserons de connaître les découvertes et leur utilité, et de les soumettre au creuset d'un jugement sévère; évitant également cette promptitude qui vole au-devant des moindres idées nouvelles, et ce respect superstitieux du passé qui fait craindre de toucher à la moindre des idées anciennes, nous n'admettrons que des faits physiques et palpables.

Un nouveau siècle a commencé sous les plus heureux auspices; la philosophie prête son flambeau à toutes les sciences; les plus précieuses découvertes du génie ont dévoilé plusieurs opérations de la nature dans l'économie vivante. De fréquentes communications s'établissent entre tous les savans du globe; cette antique diversité d'opinions opposées fait place à l'harmonie de pensée, à l'unité d'efforts; les découvertes se multiplient : qui peut fixer un terme dans l'avenir aux succès des sciences médicales? Espérons que notre école, où la médecine et la philosophie se sont toujours prêté un mutuel appui, sans repousser avec trop de rigueur les idées nouvelles, saura prévenir l'introduction des erreurs, et toujours en garde contre ces hardis novateurs exclusifs, saura transmettre d'âge en âge ces beaux préceptes d'éclectisme qui la distinguent parmi les écoles modernes.

Il m'eût été facile d'appuyer d'un grand nombre d'observations tout ce que j'ai dit sur le danger de l'esprit systématique dans l'exercice de la médecine; mais comme les journaux nous révèlent assez souvent les accidens produits par les idées exclusives, j'ai cru pouvoir m'en dispenser, d'autant plus que ces recherches eussent allongé beaucoup ce travail. Je me contenterai de citer deux observations qui me semblent fort intéressantes.

I.re OBSERVATION.

M. le docteur *Barras*, chirurgien des prisons de Paris, a lu à l'Académie royale de médecine, vers la fin de l'année dernière, un mémoire *sur les gastralgies nerveuses hypocondriaques prises pour des gastro-entérites chroniques*. On peut dire qu'il y a accumulé les exemples des malheureuses méprises des sectateurs exclusifs de la *doctrine physiologique*. Atteint lui-même, il y a onze ans, de névralgie à la tempe, puis au cordon spermatique, il la vit s'aggraver par l'emploi des antiphlogistiques, et céder à l'application d'un vésicatoire à la nuque et de plusieurs moxas sur le siége de la douleur. Plus tard, il se manifesta du trouble dans les digestions, avec tous les symptômes d'une gastralgie : blancheur de la langue, défaut absolu de fièvre et de soif, absence de toute douleur par la pression sur l'épigastre, constipation habituelle. Il appela plusieurs confrères, dont les uns voyant dans cet état des signes certains de gastro-entérite chronique, et les autres même de gastrite aiguë, l'exténuèrent de sangsues et de diète, et en un mois le plongèrent en un marasme vraiment effrayant. Les défaillances et les lypothymies étaient fréquentes, l'inquiétude et le dégoût de la vie étaient portés au dernier point; M. *Barras* se croyait aux portes du tombeau. On appela M. le professeur *Fouquier*. Après avoir examiné l'état du malade avec la plus grande attention : « Vous n'avez point d'inflammation, « lui dit ce praticien justement distingué, et vous n'en avez jamais « eu ; c'est une gastralgie, un excès de sensibilité des nerfs de l'es- « tomac, et rien de plus : ce qui me confirme encore cette opinion, « c'est qu'avant la maladie actuelle, vous avez éprouvé plusieurs « névroses ». Ces consolations, un régime convenable et gradué, un traitement fort simple ne tardèrent pas à amener une guérison parfaite.

II.e OBSERVATION.

Madame P..., âgée de vingt ans, accouche heureusement d'une fille le 30 avril 1825; les règles ne reparaissent que deux fois, d'abord quatre mois après l'accouchement, puis deux mois après le retour. Douleurs vagues dans l'estomac et dans l'abdomen; pouls assez régulier, mais fréquent, souvent plein et dur; dégoût pour la nourriture animale, appétence pour les alimens de mauvaise nature; digestion bonne, goûts très-sédentaires. Mon père croit pouvoir annoncer une nouvelle grossesse, et se contente de recommander une alimentation plus régulière, un exercice modéré, jusqu'à ce qu'on ait acquis à ce sujet une certitude plus complète. Un médecin de grande réputation, ne voyant là qu'une simple aménorrhée, prescrit quelques bains de siége et les voyages en charette. Madame P... désire aller passer quelque temps dans sa famille, qui reste à douze lieues de Paris. Elle part avec des douleurs sourdes dans les régions iliaques, du dévoiement et une légère leucorrhée. Les parens appellent un jeune médecin, partisan exclusif de M *Broussais*. Pour lui, les symptômes ne sont pas douteux; il repousse toute idée de grossesse, et, reconnaissant clairement un entéro-métrite, il prescrit le repos le plus absolu, la diète la plus sévère, un large vésicatoire à la jambe, chaque jour deux bains et plusieurs injections et surtout force sangsues. Cependant au bout de deux mois l'état de la malade avait empiré d'une manière effrayante, la leucorrhée persistait, la maigreur faisait de jour en jour des progrès rapides. Une tumeur est sentie dans la région hypogastrique, on la combat avec de nouvelles appositions de sangsues; elle augmente encore. Le jeune praticien émet alors le plus fâcheux prognostic; le mot de *cancer*, indiscrètement prononcé, a jeté l'alarme dans les deux familles. Mon pere, qui depuis long-temps avait protesté contre ce genre de traitement, me prie d'aller voir la malade. Je trouve madame P... dans un état vraiment déplorable. Deux choses me frappent cependant, la force du pouls, le développement des mamelles, qui contrastaient avec la maigreur générale. Dans un long entretien que j'eus avec le jeune médecin, j'exposai l'opinion de mon père, et je l'appuyai des observations que je venais de faire; mais je me retirai sans l'avoir convaincu. De retour à Paris, j'avertis M. P... de tout ce qui m'avait choqué; il partit alors, et nous écrivit quelque temps après, que sa femme avait senti des mouvemens dans la matrice, que le médecin n'avait d'abord voulu admettre que le mouvement des gaz; mais qu'enfin, forcé par l'évidence, il avait avoué ses méprises, et s'était un peu relâché du traitement antiphlogistique. Mon père le fit bientôt cesser entièrement, il conseilla une alimentation de plus en plus réparatrice et un exercice modéré. Les forces et l'embonpoint furent long-temps à revenir; enfin madame P... vient d'arriver à Paris en bonne santé, et tout fait présager qu'elle attendra heureusement le terme de sa grossesse.

HIPPOCRATIS APHORISMI.

I.

Facilius est repleri potu quàm cibo. *Sect.* 2, *aph.* 11.

II.

Famem vini potus solvit *Ibid.*, *aph.* 19.

III.

Duobus doloribus simul obortis, non in eodem loco, vehementior obscurat alterum. *Ibid.*, *aph.* 46.

IV.

Mulieri, mensibus deficientibus, si sanguis è naribus aut sede fluxerit, bonum. *Sect.* 5, *aph.* 33

V.

Ophthalmiâ laboranti bonum si à diarhæâ corripiatur. *Sect.* 6, *aph.* 17.

VI.

Urinæ difficultatem solvit modò meri potio, modò venæ sectio. *Sect.* 6, *aph.* 36.

MONITA ET PRÆCEPTA MAXIM. STOLL.

I.

Indicatione incertâ, maneas in generalibus. 832.

II.

Cautus sis in emeticis et purgantibus propinandis, iterandis, ne signa saburræ *fallacia* habeas pro *veris*. 841.

III.

Si dubites de evacuatione instituendâ, evacuationes fiant *exploratoriæ*, per enemata, eccoprotica, exiguas phlebotomias, etc. : indè enim indicationum certitudo eruitur non rarò. 844.

www.ingramcontent.com/pod-product-compliance
Lightning Source LLC
LaVergne TN
LVHW012022160826
845678LV00002B/969

* 9 7 8 2 3 2 9 6 4 7 7 3 9 *